AF320878

PUBLICATIONS DU *PROGRÈS MÉDICAL*

ÉTUDE

SUR LES

PARALYSIES PSEUDO-SYPHILITIQUES

ET SUR

LEUR TRAITEMENT PAR LES ÆSTHÉSIOGÈNES

PAR LES DOCTEURS

Charles MAURIAC et Romain VIGOUROUX

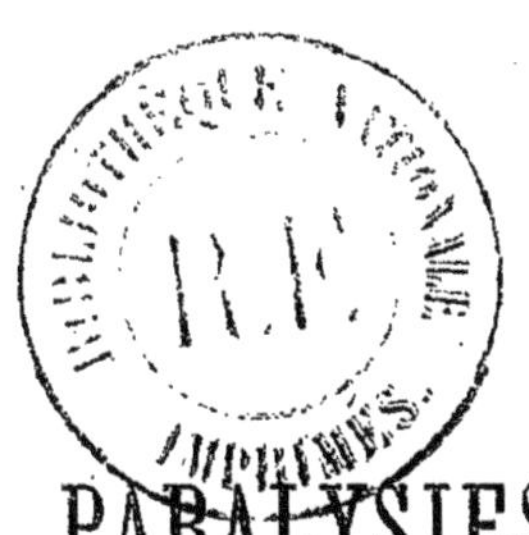

PARIS

AUX BUREAUX DU
PROGRÈS MÉDICAL
rue des Écoles, 6.

A. DELAHAYE & E. LECROSNIER
ÉDITEURS
Place de l'École de Médecine.

1881

ÉTUDE

SUR LES

PARALYSIES PSEUDO-SYPHILITIQUES

ET SUR

LEUR TRAITEMENT PAR LES ÆSTHESIOGÈNES

Il survient quelquefois, rarement il est vrai, dans le cours de la syphilis, des altérations de la sensibilité et du mouvement, dont il est difficile de déterminer la nature et d'interpréter la pathogénie, surtout lorsqu'elles s'éloignent, ce qui est l'ordinaire, du type habituel des accidents nerveux d'origine syphilitique.

Se rattachent-elles directement à une lésion centrale produite par la maladie constitutionnelle ? Dépendent-elles d'une névropathie non spécifique, antérieure ou concomitante ? En admettant cette dernière hypothèse, quelle est la part qui revient à la syphilis dans leur étiologie ? Ne joue-t-elle à leur égard que le rôle d'une cause accessoire, éphémère et purement occasionnelle ? ou bien est-elle la cause déterminante, sinon absolue, sans le concours de laquelle l'accident n'aurait pas eu lieu et serait toujours resté à l'état virtuel et sans probabilité de réalisation immédiate ou éloignée ?

Telles sont les questions que nous nous proposons d'étudier et de résoudre. Elles se rattachent d'une façon si étroite aux curieux problèmes que soulève chaque jour la physiologie pathologique du système nerveux que nous n'en éluderons aucune.

Ainsi, celle du traitement, entre autres, occupera une large place dans notre travail. Ce n'est pas, en effet, seulement au point de vue des résultats curatifs qu'elle sera commentée et analysée, mais aussi et surtout, au point de vue des notions qu'elle peut nous donner sur la nature, sur le mode pathogénique, sur le processus et le pronostic de l'affection envisagée dans ses effets locaux et dans son émanation constitutionnelle.

Commençons par exposer les faits.

PREMIÈRE PARTIE.

Observation I. M. D..., Alphonse, âgé de 22 ans, coiffeur, entré dans le service de l'un de nous, à l'hôpital du Midi, le 4 mai 1880, lit 9, salle 8, avait eu, au commencement de l'année, vers les 5 ou 6 premiers jours de janvier, des chancres syphilitiques balano-préputiaux et érosifs, dont il fut rapidement guéri. Quarante jours après : roséole érythémateuse, croûtes dans les cheveux, plaques muqueuses. On le soumit, dès le début du chancre, à un traitement hydrargyrique qui fut continué pendant plusieurs mois, très méthodiquement.

Les premières manifestations de la maladie avaient été légères, quoique les accidents cutanés et muqueux eussent été précédés de troubles constitutionnels plus sérieux que ceux qui signalent d'ordinaire les affections les plus superficielles de la syphilis : maux de tête violents, fièvre vespérale, sueurs nocturnes abondantes, etc. Il fut traité dans nos salles et sortit guéri de cette première poussée le 11 mars.

Mais quelques jours après, il éprouva des douleurs névralgiformes, occupant les côtes et le sternum, qui furent très vives et durèrent près d'un mois.

I.

Vers le milieu d'avril, survint dans la partie interne du bras droit, une autre douleur, d'abord intermittente, puis continue, qui ne tarda pas à s'exaspérer pendant les mouvements du membre, au point d'en gêner les fonctions. La flexion de l'avant-bras sur le bras finit par ne plus être possible qu'à un faible degré et en causant de cruelles souffrances. Enfin, avec les progrès du mal, il y eut extension permanente de l'avant-bras sur le bras.

La douleur n'était point spontanée, elle ne se manifestait que pendant les contractions musculaires. Son maximum d'intensité était toujours la partie moyenne du bras, à sa face interne, le long du bord interne du triceps bracchial. La pression sur ce point était extrêmement sensible, et quand nous examinâmes le malade, lors de sa seconde entrée, le 5 mai, nous constatâmes de ce côté là l'état suivant :

A 5 centimètres au-dessus de l'épitrochlée, et dans une étendue de 4 centimètres, douleur excessivement vive à la pression, occupant le bord interne du triceps qui est dur, contracté et présente un accroissement de volume fusiforme et très appréciable, surtout lorsqu'on compare ce muscle avec son congénère. L'épaisseur de ce bord est augmentée du double. Le biceps, lui aussi, est, à ce niveau, d'une sensibilité assez vive à la pression. La circonférence du bras malade l'emporte de 3 centim. sur celle du bras sain, dans ce point circonscrit.

Aucune lésion, aucune sensibilité anormale dans l'articulation du coude, ni du côté des bourses tendineuses et des insertions musculaires. Peau intacte et non adhérente, au niveau de la tumeur, qui présente une consistance un peu ferme. La sensibilité cutanée est normale sur tous les points du membre.

L'avant-bras est dans l'extension: tout au plus le malade peut-il spontanément et en souffrant beaucoup le fléchir de 1 ou 2 degrés sur le bras. Quand on veut faire la flexion forcée, on sent tout le triceps se durcir, surtout en dedans et la douleur devient intolérable. Incapacité fonctionnelle presque complète du membre supérieur droit. Le malade peut encore écrire, mais avec beaucoup de peine. Cet état dure depuis 8 jours. Il a commencé vers le *quatrième mois révolu* de la syphilis. Rien du côté des autres muscles.

Quel était le diagnostic qui s'imposait pour ainsi dire de lui-même ? Evidemment celui d'une tumeur syphilitique plus ou moins diffuse de la partie interne du triceps. Elle était survenue spontanément, et n'avait été causée par aucune lésion traumatique. Ajoutons qu'elle était isolée, c'est-à-dire qu'il n'existait alors chez le patient aucune coïncidence pathologique se rattachant à elle de près ou de loin. L'état général était peu satisfaisant : maigreur, faiblesse générale, aspect un peu cachectique. La syphilis, quoique bénigne en apparence, avait sérieusement altéré la santé.

Il est vrai de dire, et c'est là un antécédent d'une importance capitale, que le malade était malingre et névropathique depuis longtemps. Il affirmait même, avoir eu dix-huit mois avant sa syphilis, pendant deux mois consécutifs, des accès d'épilepsie quotidiens, sans aura, sans convulsions, ni écume à la bouche, mais avec perte de connaissance. Était-ce réellement de l'épilepsie? Toujours est-il qu'il s'était produit un état de nervosisme sérieux, en dehors de la syphilis qui n'existait pas alors, et en dehors aussi de toute autre maladie constitutionnelle, scrofule, rhumatisme, etc., dont on ne trouvait dans son passé aucune trace manifeste.

On lui prescrivit de fortes doses d'iodure de potassium qu'il toléra très bien. Au bout de deux jours de traitement, la douleur avait un peu diminué. Au bout de sept jours, la tumeur musculaire était en décroissance manifeste et presque insensible à la pression.

La flexion spontanée de l'avant-bras sur le bras pouvait atteindre 35°, mais très lentement et avec beaucoup d'efforts. La flexion forcée ne dépassait guère les limites de la flexion spontanée et était très douloureuse. — Tous les muscles du bras et de l'avant-bras fonctionnaient régulièrement, sauf le triceps.

Le 19 mai (15e jour du traitement, 23e de l'affection tricipitale), le mieux s'était accentué, la tumeur, devenue indolente, ne présentait plus qu'une saillie insignifiante et le triceps était souple et mou dans toutes ses parties. La flexion volontaire de l'avant-bras sur le bras atteignait presque, mais avec lenteur, ses limites normales. Si on voulait l'exagérer par force, la douleur dans le tiers moyen du bras se reproduisait. Circonférence du bras malade 23 c. ; du bras sain 22. — Sensibilité intacte et égale partout.

Ainsi, amélioration progressive mais lente, portant d'abord sur la douleur, puis sur les mouvements volontaires.

Nous étions donc fondés à considérer la guérison comme prochaine, lorsqu'un changement remarquable se produisit dans l'affection du membre supérieur droit.

II.

En effet, à mesure que la tumeur circonscrite du triceps diminuait peu à peu et s'effaçait presque complètement, les autres muscles des deux segments du membre semblaient perdre de leur énergie contractile. D'un autre côté, la sensibilité cutanée, qui était restée intacte jusque-là, s'émoussait et devenait de plus en plus obtuse.

Cet état de choses s'aggrava rapidement, et, le 5 juin, (38° jour de l'affection du triceps), il existait une parésie très accusée de tous les muscles de l'avant-bras et du bras et une abolition presque complète de toutes les sensibilités cutanées.

Le bras pendait inerte le long du tronc ; c'est à grand peine si le malade pouvait lui imprimer volontairement quelques faibles mouvements d'élévation, d'abduction, et de rotation. La mobilité des doigts était compromise au point qu'ils ne pouvaient plus servir qu'à appréhender d'une façon faible et incomplète les objets les plus grossiers. Insensibilité de la peau à la température, à la pression, aux pincements, aux piqûres. On la traversait avec une épingle sans provoquer aucune douleur ni aucun écoulement sanguin. L'analgésie et l'anesthésie étaient moins prononcées à la pulpe des doigts qu'ailleurs ; elles remontaient jusqu'au niveau de l'insertion humérale du deltoïde.

Examen électrique : les muscles du membre paralysé avaient conservé leurs réactions faradique et galvanique, normales. — Il y avait seulement, en comparaison du côté sain, un peu de lenteur et de faiblesse dans les contractions (pour une même force de courant).

La sensibilité électro-cutanée était abolie, l'électro-musculaire conservée.

Cette monoplégie brachiale droite n'était accompagnée d'aucune douleur spontanée. Une inertie de la sensibilité et du mouvement dans tout le membre supérieur droit, allant jusqu'à leur abolition presque complète, tel était le trait caractéristique de la nouvelle phase dans laquelle était entrée l'affection, sans y être sollicitée par aucune cause générale ou locale.

Pour combattre cette paralysie du bras droit, le traitement spécifique, un instant interrrompu, fut repris et poussé avec vigueur, sous sa forme mixte. Mais il fut loin de produire une amélioration semblable à celle qui s'était déclarée si rapidement, quand il n'existait que la tumeur syphilitique du triceps. — Nous devons même avouer que son action curative fut à peu près nulle et qu'on le continua longtemps avec l'espérance illusoire d'en obtenir des résultats qu'il se refusait à donner ; mais on finit par le suspendre. C'est alors que nous eûmes recours à l'emploi des agents æsthésiogéniques.

III.

Vers la fin de juin (6ᵉ mois révolu de la syphilis, 2ᵉ mois et 1ȷ2 de l'affection brachiale), on fit une première application de l'aimant, à une heure de l'après-midi, le long du bras droit, et on le laissa en place jusqu'à 5 heures du soir. — Aucun changement ne survint dans la sensibilité et la motilité du membre. Mais le bras gauche qui, avant l'expérience, était parfaitement sain, s'engourdit peu à peu et tomba dans un état de paralysie musculaire presque aussi complet que son congénère. La sensibilité cutanée y fut également atteinte, mais à un moindre degré que la motricité. Après l'expérience, le malade eut un attaque de céphalalgie qui dura toute la nuit. Le lendemain, il avait recouvré entièrement la mobilité et la sensibilité du bras gauche.

Quatre ou cinq jours après, on laissa l'aimant en place à côté du bras malade pendant 7 heures. Au bout de deux heures, céphalalgie. Au bout de quatre heures, fourmillement dans tout le bras gauche ; au bout de 7 heures, à la fin de l'expérience, on constatait les modifications suivantes :

1° L'anesthésie si profonde du bras droit avait complètement disparu ; la moindre piqûre était très sensible ;

2° La sensibilité tactile était revenue : le malade reconnaissait les objets qu'on appliquait sur la main, l'avant-bras et le bras, ce qui impliquait en outre le retour de la sensibilité à la température ;

3° La paralysie musculaire avait complètement disparu dans le bras droit. Le malade pouvait lui imprimer des mouvements dans tous les sens. Les divers actes de préhension par les doigts, s'exécutaient presque aussi aisément qu'à l'état naturel. La main avait recouvré ses fonctions après une inertie de 64 jours.

Du côté du bras gauche, du bras sain, phénomènes inverses, à savoir :

1° Anesthésie commençant à l'aisselle et s'étendant jusqu'à l'extrémité des doigts dont la pulpe est cependant moins insensible que le reste. Cette anesthésie était un peu moins prononcée que celle du côté malade avant l'expérience.

5° Abolition de tous les mouvements ; les doigts ne peuvent tenir un verre à boire.

Sous l'influence de l'aimant, il y avait donc eu cette fois

transport complet de droite à gauche, des phénomènes sensitivo-moteurs. Trois heures après l'expérience, le malade fut averti par des fourmillements dans les deux bras, que la paralysie revenait du bras gauche dans le bras droit. Mais ce ne fut que 12 heures après l'expérience que ce transfert de retour fut effectué complètement· Le bras gauche revint à son état normal, et le bras droit retomba dans l'inertie sensitivo-motrice dont il avait été délivré momentanément.

On fit plusieurs applications semblables avec plus ou moins de succès au point de vue du transfert. De plus le résultat général fut excellent, car, au bout de 10 jours, le malade constatait dans l'état de son bras droit une grande amélioration. Ainsi, il pouvait fléchir, avec lenteur, il est vrai, à peu près complètement l'avant-bras sur le bras ; ses doigts étaient moins malhabiles et toutes les sensibilités sortaient peu à peu de leur torpeur.

Mais cet heureux résultat ne se maintint pas, et, au bout de quelques jours, le malade retomba dans son état antérieur même avec aggravation.

C'est alors que nous employâmes d'autres agents æsthésiogéniques pour compléter la guérison.

IV.

ÉLECTRISATION STATIQUE. — Trois séances d'une heure environ, prises à un jour d'intervalle, ne produisirent qu'une sensibilité obtuse des doigts et du dos de la main. Les deux premières séances, consistant simplement dans le *bain électrique*, n'avaient eu aucun effet ; il avait fallu, à la troisième, employer des excitations répétées : *vent électrique* et *étincelles* sur la main malade (1).

---

(1) Voir pour les différents procédés d'électrisation statique la conférence de M. Charcot, in *Revue de médecine*, 1881, n° 2; et Etudes sur la grande hystérie, par M. P. Richer; Paris, 1881.

V.

Diapason. (1) L'instrument dont nous nous sommes servis
est un diapason ut$_3$, monté verticalement sur une caisse
de résonnance asssez grande pour qu'on puisse y introduire
la main.

Le malade, assis devant la table où se trouve le diapason,
place dans la caisse, la main du *côté sain*. Le coude est sou-
tenu par la table, en sorte que la position n'a rien d'incom-
mode. Le mécanisme électrique, qui sert d'ordinaire à produire et à entretenir les vibrations, se trouvant accidentel-
lement dérangé, nous employons un marteau de Skoda
pour frapper, par intervalles, une des branches du diapason.

Le malade perçoit tout de suite les vibrations, et presque
aussitôt l'espèce de fourmillement qui en résulte.

Après deux ou trois minutes, il annonce que sa main
s'engourdit. Invité à la retirer de la caisse et à remuer
les doigts, il ne le fait que lentement et avec un
effort visible. La main ayant été replacée dans la caisse, on
lui demande d'essayer quelques mouvements de la main
droite : à son grand étonnement les doigts s'agitent. On
constate alors que la sensibilité à la piqûre (contact et douleur) est rétablie dans la main droite et qu'elle a disparu
de la gauche.

Après cela, de minute en minute, on voit l'anesthésie en-
vahir graduellement tout le membre supérieur gauche,
tandis que le droit redevient sensible. Le changement dans
le degré de force musculaire s'effectue simultanément et
dans le même sens. Le mouvement volontaire reparaît dans
le membre malade (droit), en même temps et dans la même
mesure qu'il disparaît dans le gauche. Le phénomène est
lié, dans sa marche, à celui que présente simultanément la
sensibilité. Ainsi, tant que cette dernière, pendant son extension ascendante, n'a pas encore dépassé le coude, les mouvements de cette articulation ne sont pas possibles ; ils le
deviennent dès que la peau est sensible au-delà de cette li-
mite, etc.

---

(1) Voyez R. Vigouroux, *Progrès Médical*, 1878. — Boudet de
Pâris, *Progrès Médical*, 1881.

Après douze minutes, il ne se produit plus de changements notables. On retire la main de la caissse et l'on constate l'état suivant :

Mouvement : le membre supérieur gauche tout entier, jusque et y compris l'épaule, est complètement paralysé ; il reste étendu, pendant, le long du corps. L'épaule est abaissée, tous les muscles sont flasques. A droite, la pression de la main donne trente kilogrammes au dynamomètre de Burq. Ce chiffre est bien tout ce qu'on pouvait attendre, d'après l'apparence assez grêle du sujet. Le malade exécute facilement et rapidement les mouvements qui lui sont demandés; il élève la main et le bras verticalement au-dessus de sa tête; il boutonne ses habits, etc. On remarque le petit fait suivant : un objet, de forme arrondie, ayant commencé à rouler sur la table, le malade qui se trouve debout à côté s'en aperçoit et étend la main à temps pour l'empêcher de tomber, c'est-à-dire très vivement.

Température. Elle n'a pas été prise avec le thermomètre; mais au toucher, la main droite retirée du diapason était moite et chaude.

Sensibilité. Comme cela a été dit, le membre paralysé a recouvré sa sensibilité normale en même temps que le mouvement, et, par contre, le membre primitivement sain les a perdus, c'est-à-dire qu'il y a eu, quant aux membres supérieurs, un transfert.

Mais on constate, en outre, un fait inattendu : le côté gauche du corps est devenu le siège d'une hémianesthésie sensitivo-sensorielle complète. Dans tout le côté gauche, les piqûres de la peau ne sont plus senties, jusqu'à la ligne médiane. Sur la langue, les impressions tactiles et gustatives ne sont pas perçues dans la moitié gauche (vinaigre, etc.) De même, la narine gauche n'est plus impressionnable par l'acide acétique, l'essence de lavande, etc., ni par l'introduction d'une petite tige de bois. L'ouïe de ce côté est extrêmement affaiblie ; le bruit de la montre n'est reconnu que presque au contact. Enfin, pour l'œil gauche, l'acuité visuelle est extrêmement réduite, et l'achromatopsie est complète.

C'est là un très bel exemple d'*anesthésie provoquée*. L'action æsthésiogénique a eu, pour effet, de déterminer, avec le transfert de l'état local du membre supérieur droit, l'apparition d'une hémianesthésie qui, jusqu'alors, n'avait pas existé. C'est exactement ce qui se voit chez les hystériques. Chez ces malades, en effet, suivant la remarque de M. Charcot, lorsque la diathèse n'est manifestée par aucun signe présent ou certain, on peut toujours, au moyen d'un æsthésiogène convenable, évoquer les symptômes qui existaient seulement *en puissance* et par suite établir le diagnostic.

Le surlendemain le malade se trouvait, quant à la paralysie du membre supérieur droit, dans le même état qu'avant l'application ; mais il présentait de plus l'*hémianesthésie provoquée*. Celle-ci, en effet, dans le retour spontané de la paralysie à son siège primitif, en avait suivi le déplacement. Il y avait donc, non plus seulement une paralysie du bras droit, mais aussi, du même côté, une hémianesthésie sensitivo-sensorielle. Aussi le malade à cette période du traitement, aurait-il pu se plaindre d'une aggravation de son état. Notons cette persistance et ce *transfert d'un symptôme produit artificiellement*.

On fait une seconde application, elle dure comme la première une quinzaine de minutes et donne exactement le même résultat final, c'est-à-dire transfert de la paralysie (et de l'hémianesthésie) de droite à gauche.

Détail assez singulier : lorsque après les trois ou quatre premières minutes, le malade commença à pouvoir remuer les doigts de la main droite, il demanda à nous décharger du soin d'entretenir les vibrations du diapason. Son coude droit, ayant été placé sur la table, il prit le marteau entre ses doigts étendus et commença à en frapper des petits coups. Il était très intéressant de suivre, d'après la facilité croissante avec laquelle il accccomplissait cet acte, les progrès de la motilité. D'abord, tant que la sensibilité ne dépassa pas le poignet, les mouvements n'eurent lieu que dans les articulations métacarpo-phalangiennes ; puis à mesure qu'elle gagna en hauteur, les autres articulations devinrent libres, et par conséquent le maniement du marteau plus aisé. Notons une circonstance que nous avons déjà observée dans des cas analogues : le mouvement d'une articulation, c'est-à-dire la motilité des muscles du segment supérieur dépend de la sensibilité de la peau, non pas au niveau des muscles eux-mêmes, mais au niveau de l'articulation ou, pour mieux dire, des tendons de ces muscles.

La manœuvre du marteau, commencée avec les difficultés que nous avons dites, s'effectuait tout à fait bien à la fin de la séance. Nous eûmes ainsi à chaque fois ce spectacle d'un membre à demi paralysé, s'évertuant à produire, à son profit, la paralysie complète de son congénère.

Dans cette seconde séance et dans la suivante, nous fîmes quelques remarques sur la manière dont s'opérait le tranfert de la sensibilité. Il nous suffira de dire que rien absolument ne distinguait, sous ce rapport, notre malade des hystéro - épileptiques, observées par M. Charcot. Pour l'achromatopsie, notamment, l'ordre du rétablissement et de l'abolition de la perception des couleurs, était le même que chez les hystériques, à savoir : la première couleur perçue par l'œil droit était le bleu, puis le jaune, le rouge, le vert et enfin le violet; et inversement l'œil gauche cessait de voir le violet au moment où le bleu redevenait perceptible pour l'œil droit et ainsi de suite.

Après trois ou qutre séances qui avaient lieu de deux jours l'un, la paralysie ne revenait plus, après le transfert, dans le membre supérieur droit, d'une façon aussi complète qu'autrefois. Ainsi, au lieu d'anesthésie, il y avait une simple analgésie des doigts et ceux-ci étaient capables de quelques mouvements lents et peu étendus. Pour le reste, les conditions étaient semblables. Mais, chose importante à noter, cette modification favorable n'était pas compensée par une diminution corrélative de la sensibilité et du mouvement des doigts de la main gauche.

Les séances suivantes apportèrent chacune leur contingent d'augmentation à ce premier résultat. Chaque fois que le malade revenait faire son application, on constatait que, de la précédente, il était resté une extension de la zone de sensibilité qui avait débuté par l'extrémité des doigts, et que cette sensibilité était normale. En même temps, les mouvemements possibles étaient plus énergiques et plus étendus.

Ainsi, à la neuvième séance, l'anesthésie ne s'étendait pas plus bas que la moitié du bras et le malade pouvait fléchir presque complètement l'avant-bras. Mais il lui fallait pour cela un effort considérable et surtout il devait suivre des yeux ses mouvements, parce que la sensibilité musculaire était moins complètement rétablie que la cutanée.

A cette période du traitement, le diapason provoquait toujours le transfert, mais dans une mesure proportionnée à la diminution des phénomènes morbides. Ainsi, à la fin de la séance, ce n'était pas comme aux premiers jours, une paralysie complète du bras gauche, mais une simple parésie, comme celle du bras droit qu'elle remplaçait.

Le transfert de la sensibilité subit une atténuation correspondante. L'anesthésie provoquée n'était plus qu'une simple analgésie et celle-ci était de moins en moins prononcée à chaque application. L'anesthésie sensorielle était également diminuée, entre autres l'achromatopsie n'était plus complète et le transfert ne faisait perdre à l'œil gauche que les couleurs qui n'étaient pas perçues par le droit. Par exemple, le jour où le côté droit de la face avait été trouvé seulement analgésique, avant l'application, on constata, en même temps, que l'œil droit pouvait reconnaître le bleu, et après la séance, le transfert avait, comme d'habitude, produit la cécité des couleurs, mais à l'exception du bleu.

Ce qui précède suffit, croyons-nous, à faire comprendre la marche de l'amélioration dans l'état du malade, sans qu'il soit besoin de donner des détails interminables. L'effet du traitement a donc consisté en ceci : tandis que les phénomènes, provoqués du côté sain, disparaissaient complètement, dans l'intervalle de deux séances consécutives, les phénomènes morbides déplacés ne se reproduisaient pas *intégralement* dans le côté malade. Il y avait pour chaque application un bénéfice acquis et persistant. Les changements en bien s'accentuaient toujours davantage. L'état du malade lorsqu'il venait de faire son application était, au bout de quelques jours, en apparence normal, tant sous le rapport de la sensibilité que sous celui du mouvement. Il y avait seulement un peu de faiblesse et de lenteur dans les mouvements du bras droit; toute l'opération du transfert se réduisait à une diminution, à peine plus prononcée, de l'énergie et de la précision du mouvement volontaire dans le membre supérieur gauche, sans altération de la sensibilité. En même temps, le membre droit redevenait tout à fait normal.

Enfin, dans les deux dernières séances (il y en eut dix-sept en tout), il n'y avait plus de changements dans le bras droit, maintenant normal, et le diapason ne produisait plus qu'une faiblesse et un engourdissement passagers du bras gauche (1).

Sur ces entrefaites, le malade, qui d'ailleurs se croyait

---

(1) Il importe de faire remarquer que l'inefficacité du traitement spécifique par le mercure et l'iodure de potassium, ayant été dûment constatée, on avait renoncé à l'emploi de ces deux médicaments.

Dans une des dernières séances, le transfert habituel, fut particulièrement lent à se produire (20 minutes). Il pouvait y avoir à cela deux raisons : l'une que le marteau de Skoda s'étant brisé, avait été remplacé par un petit bâton dont le choc ne donnait pas au diapason des vibrations régulières; l'autre que la maladie tirant à sa fin, l'anesthésie provoquée devait être difficile à obtenir. La séance suivante montra que la première supposition était la bonne : un nouveau marteau ayant été procuré, le transfert s'effectua avec la rapidité habituelle.

guéri, nous annonça que des circonstances impérieuses le rappelaient dans son pays. — Nous le laissâmes partir à regret, car bien que la sensibilité cutanée et la force musculaire semblassent ne rien laisser à désirer, nous constations que l'œil droit n'avait pas encore récupéré la notion du violet.

De retour dans son pays, le malade nous donna, à plusieurs reprises, de ses nouvelles. Les premières ne furent pas satisfaisantes. La rechute s'était opérée assez rapidement ; à la fin du mois d'août, il constatait l'affaiblissement de la vue du côté droit avec impossibilité de distinguer les couleurs, le retour de l'anesthésie dans tout le membre supérieur correspondant, sauf aux deux dernières phalanges. Quant aux mouvements, ceux des doigts n'étaient pas suffisants pour qu'il pût écrire et, pour le reste du membre, il n'y avait de possible qu'une flexion lente de l'avant-bras. Le coude ne pouvait se détacher du tronc.

Le membre inférieur droit était, aussi, insensible et faible.

Le malade fut alors remis à l'usage de l'iodure de potassium et prit des bains de rivière, de dix minutes, jusqu'à la fin de novembre. Au 3 septembre, il nous annonçait une amélioration considérable, dont on pouvait d'ailleurs juger par la netteté de son écriture. Il dit que l'amélioration a été extrêmement rapide et en même temps irrégulière. — Il lui arrivait de ne pouvoir faire certains mouvements qui étaient aisés la veille. — Pendant ses bains froids, *il a été souvent tourmenté par une crampe de la jambe droite.* — Une dernière lettre, de décembre 1880, confirma sa guérison.

Enfin, au moment même où nous écrivons ces notes (mars) nous recevons la visite du malade. — Il n'a plus rien de son aspect cachectique de l'an dernier. Entre autres changements, une chevelure épaisse et brune a remplacé les cheveux rares, cassants et de couleur pâle que nous avions remarqués. Il dit se porter parfaitement. Nous constatons l'intégrité des sensibilités générales et spéciales. Au dynamomètre, la main droite donne trente-deux kil. et la gauche vingt-trois. Ces chiffres sont faibles pour un homme jeune, mais le malade nous fait observer que voilà plus d'un an qu'il ne s'est livré à aucune occupation manuelle. La guérison semble donc définitive. On ne découvre actuellement chez lui aucune manifestation syphilitique.

Il est certainement fâcheux, au point de vue de l'enseignement thérapeutique à tirer de cette observation que le traitement æsthésiogénique ait été tronqué.

VI.

Après avoir exposé tout au long l'histoire de ce malade, examinons sous quelles influences pathogéniques s'était développée cette singulière affection du bras droit.

Sa première phase ne peut laisser aucun doute dans l'esprit, relativement à son étiologie.

Évidemment le triceps avait été envahi, dans sa portion interne, par une néoplasie syphilitique. C'était à l'imperfection fonctionnelle de ce muscle, ainsi qu'à la douleur provoquée par sa contraction, qu'il fallait attribuer, l'impossibilité de la flexion, de l'avant-bras sur le bras.

Mais cette néoplasie syphilitique du triceps fut promptement guérie par l'iodure de potassium, administré à haute dose. Pourquoi donc, à partir de ce moment précis, se produisit-il, dans tout le membre supérieur droit, une parésie de ses muscles et l'abolition de sa sensibilité cutanée?

Ce nouvel accident, survenu d'une manière insensible mais progressive, devait-il être rapporté à une lésion locale et périphérique, ou bien dépendait-il d'une lésion centrale ?

La néoplasie s'était-elle étendue de son foyer tricipital à toutes les branches nerveuses du bras ?

Une tumeur ou une néoplasie diffuse, s'était-elle formée dans la portion postérieure de la capsule interne?

Le malade était en pleine syphilis, et même au milieu d'une poussée, car, malgré l'iodure de potassium, il s'était développé, depuis son entrée, une syphilide papulo-squameuse discrète et des plaques muqueuses, et son crâne se dépouillait de plus en plus des quelques cheveux qui lui restaient encore.

Il était donc naturel de faire entrer en ligne de compte la maladie constitutionnelle. Il est vrai qu'il n'existait aucun signe de syphilose cérébrale. Pas une seule fonction encéphalique n'avait été atteinte : l'intelligence

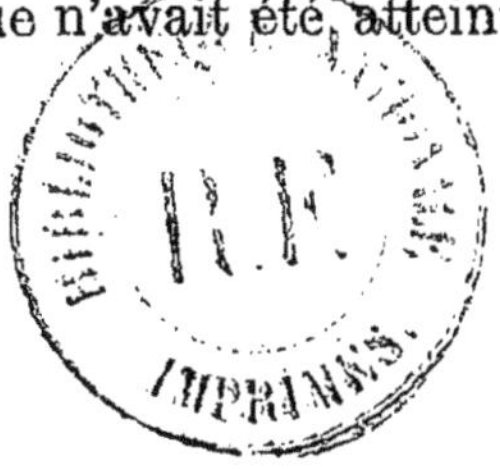

était nette, la mémoire intacte, la parole libre, le sommeil bon, etc. En fait de localisation, on peut s'attendre aux faits les plus étranges, lorsque la syphilis est en jeu. Donc nous sommes autorisés à prendre acte de cette possibilité dans l'interprétation du diagnostic.

Nous l'aurions même rendue complètement responsable de l'accident, dans sa seconde phase, si le malade n'avait pas présenté peu de temps auparavant, les phénomènes hystéro-épileptiformes dont nous avons parlé plus haut.

Hystérie d'une part, comme cause ancienne et plus éloignée; syphilis d'une autre part, comme cause récente et plus prochaine, telles étaient les deux influences constitutionnelles d'où paraissait procéder l'affection brachiale.

En dehors de ces deux maladies générales, nous n'en trouvions pas d'autre. Le malade ne présentait aucune trace de saturnisme, ni d'alcoolisme, et les phénomènes névropathiques s'étaient bornés, chez lui, aux crises hystéro-épileptiformes, sans paralysie transitoire ou permanente. Nous reviendrons plus loin sur la question pathogénique, après avoir rapporté l'histoire de notre second malade.

DEUXIÈME PARTIE.

Chez le malade dont nous allons rapporter l'observation, la relation entre la syphilis et la paralysie est également difficile à déterminer. Elle est pourtant, comme dans le cas précédent, éclairée par le traitement æsthésiogénique ; mais, fait sur lequel nous aurons l'occasion d'insister, ici, l'æsthésiogène actif n'est plus le même ; c'est l'électricité statique.

OBSERVATION II. — G. V., âgé de 40 ans, bijoutier, entré le 16 juillet 1880, à l'hôpital du Midi, salle 8, n° 7, est petit, maigre, chétif et paraît beaucoup plus vieux que le comporte son âge. Son frère, d'une santé robuste, n'avait jamais été malade. Ses parents vivent encore, mais sa mère, très névropathique tombait, paraît-il, du *haut mal* et était sujette à des attaques de catalepsie.

Son tempérament était très lymphatique et sa constitution scrofuleuse. Il avait eu jusqu'à l'âge de 20 ans de la gourme, des engorgements ganglionnaires et plusieurs conjonctivites. De 10 à 20 ans, il avait été très sujet aux attaques d'épilepsie. Depuis cette époque, il n'avait eu que trois fois des vertiges.

Il nie absolument tout antécédent vénérien, soit blennorrhagique, soit chancreux. Il prétend n'avoir jamais eu, ni maux de gorge prolongés, ni alopécie.

I.

Vers le mois de décembre 1879, il commença à souffrir d'une céphalée diffuse et superficielle, avec exacerbations nocturnes, et sa vue s'affaiblit un peu. M. Panas l'examina à l'ophthalmoscope, mais sans lui faire connaître le résultat de cette exploration. L'ouïe diminuait également. Vers la même époque, il s'aperçut que la sensibilité tactile de sa main droite s'émoussait et qu'il sentait moins bien qu'autrefois les objets qu'il était obligé de manier par profession. Enfin, il éprouvait de la raideur et un peu de faiblesse dans la jambe du même côté.

Ayant été pris d'un point de côté, il entra à l'Hôtel-Dieu, dans le service de M. Huchard, qui le traita pour une pleurésie sèche. C'est alors qu'on découvrit qu'il avait eu la syphilis à une époque antérieure qu'on ne pouvait préciser. Sa langue, en effet, était affectée d'une glossopathie spécifique, qui ne laissait aucun doute à cet égard. On le soumit donc à un traitement hydrargyrique.

Sorti de l'Hôtel-Dieu, il entra à St-Louis, dans le service de M. le Dr Fournier, où on lui fit faire des frictions mercurielles en même temps qu'on le soumettait à un traitement hydrothérapique.

Il sortit amélioré. Les céphalées et l'anesthésie des deux membres droits avaient en partie disparu ; aussi put-il reprendre l'exercice de sa profession. Mais, bientôt, ces accidents ne tardèrent pas à se reproduire, et, le 16 juillet, il entrait à l'hôpital du Midi.

II.

Voici quel était son état à cette époque : Il ne portait sur le corps aucune trace de syphilis ancienne ou récente. L'exploration de tous les organes, sauf un, était aussi absolument négative que les antécédents au point de vue de la maladie constitutionnelle. L'organe qui faisait exception et attestait l'existence d'une ancienne syphilis, était la langue. Petite et un peu ratatinée, elle était creusée de fissures profondes dans son tiers antérieur, un peu moins dans ses deux tiers postérieurs. Ces fissures convergeaient vers la ligne médiane, et circonscrivaient des portions lissses et irrégulièrement mamelonnées. En palpant l'organe, on lui trouvait une consistance dure un peu partout, et on découvrait dans son épaisseur des nodosités disséminées. Il avait été beaucoup plus volumineux autrefois et était entré depuis quelque temps dans la période régressive de la glossopathie spécifique.

Les phénomènes névropathiques étaient multiples et complexes. Ainsi, du côté du mouvement, il existait une parésie dans les deux membres droits : La marche était irrégulière et le malade traînait la jambe droite qui se fatiguait beaucoup plus vite que la gauche. Au dynamomètre, le bras droit ne donnait que 18, tandis que le bras gauche en donnait 28. Les masses musculaires frappées de parésie n'étaient pourtant pas amaigries.

Ces troubles de la motilité étaient relativement assez faibles, surtout quand on les comparait à ceux de la sensibilité. En effet, il y avait une hémianesthésie droite à peu près complète. La sensibilité à la douleur et les sensations tactiles étaient abolies d'une manière absolue. Les températures n'étaient pas perçues. La conjonctive de l'œil droit était, aussi, anesthésiée. Le malade ne percevait que les pressions profondes et fortes sur une large surface. Inertie et même abolition des réflexes palmaires et plantaires. Le réflexe rotulien, au contraire, était intact ainsi que la sensibilité et la contractilité faradiques.

Diminution notable de l'ouïe du côté malade. Quoique l'œil droit ne présentât aucune altération appréciable, du moins à l'éclairage oblique, son acuité visuelle était de un tiers inférieure à celle du côté sain ; il était en outre achromatique et éprouvait des obnubilations incessantes.

La sensibilité des fosses nasales était abolie du côté malade. Même paralysie, relativement aux sensibilités générale et gustative, sur toute la moitié droite de la langue. Abolition du réflexe pharyngien du même côté.

Quoique le malade n'eût jamais eu aucune attaque brusque de paralysie, avec ou sans perte de connaissance, ses facultés intellectuelles avaient été atteintes, comme le mouvement et la sensibilité du côté droit, c'est-à-dire, qu'elles s'étaient affaiblies graduellement, sans tomber toutefois dans un état de décadence alarmant. La mémoire surtout avait été atteinte. Du reste, il existait des vertiges, qui revenaient fréquemment depuis la disparition des attaques franches d'épilepsie, mais il ne semblaient pas avoir augmenté de nombre après l'apparition des accidents encéphaliques.

Tous les autres organes étaient intacts et leurs fonctions s'accomplissaient d'une façon à peu près régulière.

III.

Le malade fut d'abord soumis, sans résultat, au point de vue de l'anesthésie, à deux applications prolongées d'aimant. Il en éprouva du malaise et de l'insomnie.

Une tentative fut faite avec le diapason, de la même manière que pour le malade précédent. Après une heure, il n'y avait pas d'effet appréciable. Cet homme ne revînt que le troisième jour ; il s'était trouvé indisposé de la même façon qu'après l'aimant. Invité à donner quelques détails, il dit qu'il n'avait pas dormi et qu'il s'était senti tout dérangé. Il ne pouvait expliquer comment, mais il appuyait son assertion d'un geste circulaire de la main gauche au devant de l'épigastre.

On le fit asseoir sur le tabouret isolant, et on procéda à l'exploration électrique de la sensibilité cutanée. Il existait une hémianesthésie droite parfaitement délimitée ; dans ce côté, les étincelles électriques n'étaient pas perçues. On arrêta alors la machine pour examiner, par les moyens ordinaires, les organes des sens. Les corps sapides (vinaigre, quassia amara, sirop de sucre), non plus que les impressions tactiles ne donnaient lieu à aucune sensation sur la moitié droite de la langue. De même, l'acide acétique, les essences d'anis et de lavande, l'ammoniaque, étaient sans effet sur la narine droite. L'ouïe du même côté était aussi presque complètement abolie. Quand on voulut passer à l'examen de l'œil droit, le malade déclara que c'était inutile, attendu qu'il n'avait jamais vu avec cet œil-là. En effet, l'amblyopie était très prononcée ; la main promenée au-devant de l'œil n'était pas aperçue ; cependant, il voyait le jour de la fenêtre ; la pupille était mobile et il n'y avait pas d'anomalie extérieure.

Du côté gauche, la sensibilité générale et spéciale était intacte.

La machine étant remise en marche, le malade fut placé dans le bain électrique. Il n'accusa aucune sensation. Après dix minutes, on tira de petites étincelles de la main droite. Le malade dit qu'il se sentait toucher, mais n'éprouvait pas de douleur.

La main gauche, interrogée de la même manière, présenta exactement le même degré de sensibilité. Mais, au-dessus du poignet droit, l'insensibilité était complète. A gauche, au contraire, dans la région symétrique, les étincelles étaient vivement senties et provoquaient le retrait du membre. Il y avait donc un commencement de retour de la sensibilité dans la main droite, avec transfert. Après un quart d'heure, la sensibilité était normale dans la main droite, et avait complètement disparu à la main gauche. C'était maintenant la moitié inférieure des deux avant-bras qui présentait l'analgésie constatée tout à l'heure dans les mains.

Les deux pieds et la moitié inférieure des jambes avaient subi des changements analogues.

Pour ne pas multiplier inutilement les détails, nous dirons en un mot, qu'après trois quarts d'heure, le transfert de l'hémianesthésie était complet.

Nous constatâmes que le goût, l'ouïe et l'odorat y avaient participé. Avant que nous eussions passé à l'examen de l'œil gauche, le malade avait déjà attiré notre attention de ce côté en disant, non sans une certaine inquiétude : « chose singulière, c'est maintenant avec mon mauvais œil que je vois mieux. »

En effet, du côté droit, la vision était normale, tandis qu'à gauche il y avait amblyopie notable, avec achromatopsie complète

L'hémiparésie avait aussi changé de côté. La main droite donnait au dynamomètre le même chiffre que la main gauche avant la séance et réciproquement. Le surlendemain, l'hémianesthésie occupait de nouveau le côté droit. Le déplacement avait eu lieu dans la journée intermédiaire. Le malade n'avait, du reste, éprouvé aucun des malaises qui avaient accompagné l'emploi de l'aimant et du diapason.

Une nouvelle séance de bain électrique eut lieu avec les mêmes circonstances que la première. Seulement, nous constatâmes, cette fois, que le transfert commençait pour l'œil au moment où la peau de la tempe et du pourtour de l'orbite devenait sensible à la piqûre. En même temps, la sensibilité disparaissait de la région symétrique du côté gauche, et, en faisant l'épreuve des couleurs, on s'assurait que le transfert commençait par la réapparition du bleu à droite, et la disparition du violet à gauche. Puis le changement continuait à s'effectuer pour les autres couleurs, dans le même ordre que chez le malade de la 1re observation, ordre qui est, nous le savons, celui que l'on observe chez les hystériques.

Au bout d'une heure, le transfert était complet. Deux autres séances, séparées par un jour d'intervalle, eurent lieu sans fournir matière à aucune remarque importante.

IV.

Lorsque le malade revint pour la cinquième fois, on reconnut que la main et le pied du côté droit, avaient conservé du transfert précédent, une sensibilité obtuse. Ce n'était plus de l'anesthésie complète qu'ils présentaient mais seulement de l'analgésie. Les mêmes parties du côté gauche avaient leur sensibilité normale, de même que toute cette moitié du corps. Il y avait donc un commencement d'amélioration.

Cette fois encore, le transfert eut lieu, avec cette restriction qu'il consistait dans le simple transport, à gauche, des conditions de sensibilité existant à droite.

A la sixième séance, le résidu de sensibilité (provenant du transfert précédent) sur le côté droit était plus marqué et plus étendu. La main et le pied droit avaient leur sensibilité normale; l'avant-bras et la jambe du même côté étaient analgésiques; quelques parties de la face percevaient aussi les piqûres, mais seulement comme impression tactile. Le côté gauche (toujours avant la séance) était normal de tout point.

Ce progrès s'accentua encore dans les jours suivants. Sans nous arrêter à en consigner minutieusement les détails nous relèverons deux faits significatifs. Lorsque la face commença à être sensible, l'anesthésie sensorielle fut en même temps trouvée moindre; l'achromatopsie, spécialement, cessa d'être complète; le bleu fut la première couleur perçue par l'œil droit (avant la séance); ensuite revinrent les autres dans l'ordre connu.

De même, la force musculaire devînt normale, dans le membre supérieur, en même temps que la sensibilité. C'est le parallélisme déjà noté dans la première observation et qui semble être l'expression d'une loi générale.

La seconde remarque a trait au temps nécessaire pour la production du transfert. Nous avons dit que chaque séance était considérée comme terminée, lorsque le transfert lui-même était achevé. La durée des premières séances avait été, d'après cela, de 40 à 45 minutes. Mais nous n'avons pas tardé à reconnaitre des variations dans cette durée et à nous assurer qu'elles étaient en rapport avec le degré d'activité de la machine. A cette époque, en effet, nos machines électriques étaient soumises à un remaniement de construction. Celle qui était affectée à notre malade eut, à partir de la 4ᵉ ou 5ᵉ séance, d'assez grandes différences de débit, d'un jour à l'autre. Or, nous eûmes toute facilité de vérifier que, lorsque la machine était plus faible, il fallait plus de temps, quelquefois deux heures, pour arriver au transfert habituel. Une fois même, le fonctionnement de la machine étant presque nul et intermittent, le malade dut se retirer comme il était venu. En somme, il semblait, qu'avec des méthodes de mesure convenables, on aurait pu déterminer la quantité d'électricité nécessaire pour le transfert.

Cette quantité étant invariable, la durée du phénomène ne dépendait que de l'activité du débit de la machine, c'est-à-dire du temps qu'elle mettait à la fournir. Il est à noter, de plus, que ces variations dans la force électrique à laquelle le malade était soumis, échappaient tout à fait à son contrôle.

Il ne pouvait en avoir connaissance que par les changements physiologiques qui s'opéraient en lui. Ceci est une des mille réponses à faire à l'objection tirée, contre la validité des faits de cet ordre, de l'influence possible de l'imagination; sans parler de l'apathie intellectuelle et de l'indifférence du malade dans le cas présent.

Sauf ces irrégularités purement accidentelles (qui ont eu comme on l'a vu leur pendant dans le traitement du premier malade), l'amélioration de l'hémianesthésie et de l'hémiparésie alla toujours en progressant, et, vers la 20e séance, la guérison pouvait être considérée comme complète. On fit encore, pour plus de certitude, quelques électrisations.

TROISIÈME PARTIE

I.

Comme nous l'avons fait plus haut, au sujet de l'autre
malade, nous allons dire quelques mots de la patho·
génie.

Une première question se présente. Ce malade était-
il syphilitique ? Ici, nous sommes bien plus embarrassés
que dans l'observation précédente pour affirmer l'exis·
tence de la maladie constitutionnelle. Les antécédents
étaient obscurs et même négatifs dans ce sens-là. Il n'y
avait qu'un organe qui fût atteint d'une lésion présen-
tant toutes les apparences de la spécificité : c'était la
langue. Cette glossopathie fut jugée syphilitique à
l'Hôtel-Dieu et à l'hôpital Saint-Louis, et on la combattit
par un traitement mercuriel et ioduré qui sembla amé-
liorer la situation, du moins momentanément.

Or, dans cette conjoncture pathologique, si on pouvait
se prononcer catégoriquement sur la nature de l'affection
linguale, avait-on quelque raison sérieuse, indéniable,
de rattacher les phénomènes névropathiques du côté
droit, à la même action pathogénique?

Et d'abord, l'hémiplégie et l'hémianesthésie avaient elles
dans leur mode symptomatique, le caractère de ces paralysies de tout le côté droit du corps, qu'on observe si
communément dans la syphilis? Non, car dans ces
sortes de paralysies : 1° la sensibilité est infiniment
moins lésée que le mouvement, et c'est tout le contraire
qui avait lieu chez notre malade ; 2° l'hémiplégie droite
syphilitique s'accompagne très souvent d'aphasie; et,
ici, malgré l'affaiblissement notable des facultés intellectuelles, la parole n'était nullement embarrassée.

Voilà donc deux raisons principales qui, à première vue, ôtaient à ces accidents névropathiques l'allure et la physionomie que leur imprime habituellement la syphilis, quand elle les tient réellement sous sa dépendance.

Il y en avait une troisième. Nous voulons parler de l'anesthésie des sens du côté droit : diminution de l'ouïe, du goût, de la vue, achromatisme, etc., qui constituaient un groupe important dans l'ensemble, et qu'on ne trouve jamais systématisés de cette façon, ni aussi étroitement conjugués avec l'hémianesthésie et l'hémiplégie, dans les affections nerveuses de cause spécifique.

Nous convenons toutefois que ces objections ne constituent pas des arguments décisifs, et on conçoit que la syphilis qui se localise d'une façon si capricieuse dans la masse encéphalique puisse produire, vers la partie postérieure de la capsule interne, une lésion très circonscrite, capable de donner lieu à une modalité phénoménale identique à celle qui s'est manifestée tout d'abord et s'est reproduite ensuite chez notre malade, d'une façon lente, insidieuse, mais toujours progressive.

Enfin, il faut aussi reconnaître que le traitement mercuriel et ioduré a produit une atténuation assez remarquable de la névropathie, pour permettre de supposer que son origine était syphilitique.

Assurément, le diagnostic encéphalopathie syphilitique, avec localisation capsulaire, aurait été très rationnel, si le malade n'avait pas eu d'antécédents névropathiques d'un ordre différent et qu'il était impossible de rattacher à la même cause.

Ne faut-il pas, en effet, faire entrer en ligne de compte, dans l'étiologie, l'épilepsie dont le malade a souffert depuis l'âge de 10 ans jusqu'à l'âge de 20 ans, et qui, après la cessation des crises, s'est prolongée sous forme d'accidents vertigineux. Quoique nous ne sachions pas à quel âge la syphilis a commencé, nous pouvons affirmer qu'elle n'a été contractée que postérieurement aux attaques d'épilepsie. Donc, ici, comme chez notre premier malade, nous avons, d'une part, une névropathie, et, d'autre part, mais plus ou moins longtemps après le début de cette dernière, des accidents syphilitiques.

Est-ce à la névropathie ou à la syphilis qu'il faut rapporter la paralysie et l'anesthésie du bras droit chez notre premier malade; l'hémiplégie, l'hémianesthésie avec troubles sensoriaux du même côté, chez le second? C'est ce que nous allons examiner en nous appuyant sur les résultats donnés par le traitement æsthésiogénique.

II.

A. — Dans les deux cas qui viennent d'être rapportés, la guérison a été obtenue par le même mécanisme physiologique, c'est-à-dire le *transfert de l'affection locale*.

Le premier exemple de cette utilisation thérapeutique du phénomène observé primitivement pour l'anesthésie hystérique, se trouve dans l'observation publiée par l'un de nous, d'une malade de M. Charcot (1).

L'efficacité thérapeutique du transfert consiste principalement en ceci : l'affection transposée n'a qu'une durée temporaire, et, lorsqu'elle revient à son siège primitif, c'est toujours avec une atténuation, relativement à l'état antérieur.

Par la répétition de ce double déplacement, la somme totale des atténuations ainsi obtenues finit par arriver à la disparition complète de l'affection du côté malade. Et, comme le côté sain n'a jamais été envahi d'une façon définitive, et que, d'ailleurs, l'affection artificielle n'était jamais produite que dans la même mesure que l'autre, il en résulte que la guérison est obtenue sans compensation, c'est-à-dire sans aucun dommage.

La comparaison de ces deux observations donne lieu à une remarque importante au sujet de la valeur relative des æsthésiogènes. Nous savons que, jusqu'à présent, trois d'entre eux, l'aimant, l'électricité statique, le diapason, sont considérés comme ayant à la fois l'action la plus énergique et la plus certaine, dans tous les cas.

On vient de voir, d'après les deux exemples qui précè-

---

(1) Voir le *Progrès médical*, 1878. Il s'agissait d'une contracture hystérique.

dent (et nous pourrions en citer d'autres), que cette universalité d'action n'est absolue pour aucun des trois agents en question.

Ainsi, chez notre premier malade, l'aimant se montre faible, l'électricité statique encore plus, le diapason au contraire détermine en quelques minutes le déplacement de l'affection. Chez le second malade, l'aimant produit encore moins de résultats que chez le premier, le diapason n'en donne pas davantage, et c'est l'électricité statique qui est exclusivement et rapidement efficace.

Pour rester sur le terrain de la pratique, il y a, au moins, une conclusion à tirer de ces faits, c'est que, pour juger de la mobilité et par conséquent de la nature d'une affection, le résultat d'un seul æsthésiogène ne suffit pas.

B. Passons maintenant aux considérations cliniques qui nous paraissent ressortir de nos deux observations. Chez les deux malades, il y a une névropathie dans le cours d'une syphilis manifeste. — Cette névropathie était-elle syphilitique? ou mieux, quelle relation existait entre ces deux éléments?

1ᵉʳ *Malade*. Névrose convulsive antérieure à la syphilis. Efficacité du traitement spécifique contre les accidents évidemment syphilitiques. Inefficacité du même contre la névropathie.

On est donc porté à admettre une certaine indépendance entre les deux états morbides. Cette indépendance est-elle complète? Non, comme le prouve l'évolution des symptômes. La lésion syphilitique locale a servi de point de départ, de cause occasionnelle, à la névropathie.

Celle-ci, d'après les antécédents, la mobilité, l'anesthésie provoquée, l'action curative de l'æsthésiogène, était de nature hystérique. Nous aurions donc là un exemple de ces hystéries locales, observées d'abord par Brodie et étudiées récemment par Charcot (1).

---

(1) Voyez: 1° la leçon de Charcot, in *Prog. Méd.*, 1879 ;—2° Brodie, trad. par Aigre, *Prog. Méd.*, 1880 ;— 3° Grasset, *Traité des Maladies du système nerveux*, nouvelle édition ;— 4° P. Richer, *Etudes cliniques sur la grande hystérie*, 1881.

Il y a deux nuances à faire ressortir. D'abord, il ne
s'agit pas d'un traumatisme proprement dit; mais ce n'est
pas forcer l'analogie que de considérer la tumeur syphilitique comme ayant joué le même rôle pathogénique, par
action réflexe, qu'une lésion venue de l'extérieur; nous
voyons d'ailleurs que, dans les cas cités, ces lésions ont
toujours été légères. Ensuite, dans le cas présent, il s'est
produit d'emblée (autant qu'on puisse le savoir) la paralysie avec résolution, indiquée par Charcot comme excep-
tionnelle, la contracture étant la règle des paralysies réflexes (Brown Séquard).

Mais, jusqu'ici, nous n'avons qu'un accident local, les
autres traits qui sont venus compléter le tableau de l'hystérie ont été le résultat prévu et cherché de l'exploration et du traitement æsthésiogénique : *anesthésie provoquée*. La valeur diagnostique de ce phénomène dans
l'hystérie a été mise hors de doute.

2e *Malade*. D'abord, ce mal caduc de la mère avec
catalepsie, n'est-ce pas évidemment de l'hystéro-épilep-
sie ? Donc : influence héréditaire. Puis, comme chez le précédent, accident local et surtout dépression de l'organisme
par la syphilis. Alors, réapparition sous une forme, déter-
minée peut-être par l'affection locale, de la névropathie
antérieure (Accès épileptiques?). L'action du traitement,
et, sous son influence, l'évolution des symptômes iden-
tiques à ceux de l'hystérie laissent peu de doute.

III.

En résumé, chez tous deux, névrose intercurrente dans
le cours de la syphilis, avec une affection locale comme
cause occasionnelle, et la diathèse hystérique et la ca-
chexie syphilitique comme causes prédisposantes.

Autrement, il faudrait admettre l'existence d'une forme
nouvelle de névropathie syphilitique. Supposition com-
battue, entre autres, par l'inefficacité du traitement spécifique.

L'absence de transfert par les æsthésiogènes a été
considérée comme un signe des hémianesthésies céré-

brales de cause organique. Une exception à cette règle a déjà été observée par l'un de nous (cas cité par Debove) et il s'agissait précisément d'un syphilitique (1). Etait-ce un cas du même genre que les deux précédents ?

Mais, d'une façon encore plus générale, voilà deux cas où, d'après les idées reçues, on était autorisé à admettre une localisation cérébrale et où un examen attentif doit la faire rejeter. Jusqu'à quel point sont-ils exceptionnels ?

La même chose ne peut-elle pas avoir lieu pour cette classe nouvelle d'hémianesthésies (avec ou sans altération de la motilité), attribuées à des lésions cérébrales, dans laquelle une ou deux applications æsthésiogéniques guérissent sans retour la maladie ? Il est trop tôt pour généraliser : mais la seule autopsie se rapportant à un cas de ce genre est celle publiée par Vulpian (*Revue de médecine*, n° 1) et le résultat a été entièrement négatif.

Pour conclure notons :

1° Cette complication de la syphilis par une névropathie antérieure ;

2° La facilité que donne l'emploi des æsthésiogènes de reconnaître et de traiter cette complication.

C'est là, croyons-nous, une donnée dont on doit désormais tenir compte dans le diagnostic et le traitement des névropathies attribuées à la syphilis.

______

(1) Voyez : *Prog. Méd.* Passim. — Vigouroux. *Année médicale*, 1er vol.

PARIS. — IMP. V. GOUPY ET JOURDAN, RUE DE RENNES, 71.